Charu Khurana
Diptajit Das

Casa dentária

Charu Khurana
Diptajit Das

Casa dentária

Centro de Saúde Oral Integral

ScienciaScripts

Imprint
Any brand names and product names mentioned in this book are subject to trademark, brand or patent protection and are trademarks or registered trademarks of their respective holders. The use of brand names, product names, common names, trade names, product descriptions etc. even without a particular marking in this work is in no way to be construed to mean that such names may be regarded as unrestricted in respect of trademark and brand protection legislation and could thus be used by anyone.

Cover image: www.ingimage.com

This book is a translation from the original published under ISBN 978-3-659-87982-1.

Publisher:
Sciencia Scripts
is a trademark of
Dodo Books Indian Ocean Ltd. and OmniScriptum S.R.L publishing group

120 High Road, East Finchley, London, N2 9ED, United Kingdom
Str. Armeneasca 28/1, office 1, Chisinau MD-2012, Republic of Moldova, Europe
Printed at: see last page
ISBN: 978-620-8-35818-1

CASA DENTAL

Índice

INTRODUÇÃO

Embora a saúde oral das crianças que vivem em países industrializados tenha melhorado notavelmente nas últimas duas décadas, muitas crianças, especialmente nos países em desenvolvimento, continuam a sofrer de doenças orais, tais como cáries, infecções gengivais e má oclusão. Muitos estudos referem os factores de risco associados ao desenvolvimento de doenças orais em crianças, mas nenhum fornece uma fórmula para determinar com precisão, à nascença, o bebé que sucumbirá aos agentes patogénicos das doenças orais mais tarde na vida. Assim, a identificação e a gestão precoces dos factores contribuintes desempenham um papel fundamental não só na prevenção das doenças orais, mas também contribuem para o desenvolvimento de uma saúde óptima nas crianças.

Muito poucos bebés com menos de 1 ano têm problemas orais que exijam intervenção, mas quase todos têm um ambiente oral em risco de doença oral. A cárie precoce da infância tem efeitos de longo alcance e outras ramificações para além das consequências dos dentes cariados, tais como a redução do peso corporal ideal das crianças, as crianças que não conseguem prosperar, as horas de escola perdidas pelas crianças e as horas de trabalho perdidas pelos pais, o que pode sobrecarregar desproporcionadamente as crianças de famílias de baixo estatuto socioeconómico.

A cárie precoce da infância também representa um encargo financeiro e social significativo e a oportunidade da intervenção preventiva e precoce é fundamental para uma gestão eficaz da cárie precoce da infância.

Além disso, a literatura apoia o facto de o custo médio da prestação de serviços dentários profissionais para crianças mostrar uma clara tendência para o aumento à medida que a primeira visita ao dentista é adiada para além de 1 ano de idade. Assim, os alicerces para uma boa saúde oral devem ser construídos cedo na vida e recomenda-se que uma criança visite um dentista até ao primeiro ano de idade, o que pode ser melhor conseguido através da criação de um lar dentário que sirva de local de supervisão preventiva da saúde oral e de cuidados de emergência e que possa também servir de repositório de registos.

As crianças com um lar dentário têm mais probabilidades de receber cuidados de saúde oral preventivos e de rotina adequados. Os benefícios do domicílio dentário são substanciais e intuitivos, embora ainda não tenham sido comprovados pela investigação, e incluem uma ênfase crescente na prevenção e na gestão das doenças, avanços na adaptação dos cuidados às necessidades individuais e melhores resultados em termos de saúde a custos mais baixos.

A casa dentária para crianças é uma ideia nova para a maior parte da carreira dentária; no entanto, o conceito de descobrir a criança com o médico está familiarizado com a carreira científica. O serviço fornece avaliação para serviços preventivos e de emergência para crianças. A identificação precoce e a gestão do fator contribuinte desempenham agora uma função crucial não só na prevenção da doença oral, mas também contribuem para o desenvolvimento de uma saúde de primeira linha nas crianças. Apenas alguns bebés com mais de 12 meses têm problemas orais e necessitam de intervenção, mas quase todos têm um ambiente oral com risco de doença.

Os benefícios da medicina dentária doméstica têm-se estendido à prevenção e ao controlo das doenças, com efeitos mais elevados em termos de aptidão física a preços mais baixos. Certos factores ambientais também podem ter impacto na implementação da medicina dentária doméstica. "O domicílio dentário é o namoro contínuo entre o dentista e o paciente, que inclui todos os factores dos cuidados de saúde oral prestados de uma forma completa, continuamente acessível, coordenada e centrada no círculo de familiares. O estabelecimento de um domicílio dentário começa a evoluir, o mais tardar, aos doze meses de idade e inclui o encaminhamento para profissionais de medicina dentária, sempre que apropriado".
O domicílio dentário irá oferecer uma mensagem-chave aos pais e aos prestadores de cuidados e será provavelmente notável que eles a compreendam e a apliquem a nível doméstico, em vez de irem ao dentista.

Este livro apresenta uma justificação para a criação de um lar dentário, o que uma família pode esperar quando encontrar um lar e que melhorias na saúde oral podem ocorrer como resultado.

DEFINIÇÃO

"O lar é o único lugar no mundo onde os corações estão seguros uns dos outros. É o lugar da confiança. É o lugar onde arrancamos a máscara de frieza cautelosa e desconfiada que o mundo nos obriga a usar em defesa própria e onde derramamos as comunicações sem reservas de corações plenos e confidentes. É o lugar onde as expressões de ternura jorram sem qualquer sensação de constrangimento e sem qualquer medo do ridículo."

-Federick W. Robertson

A **Academia Americana de Medicina Dentária Pediátrica (AAPD)** desenvolveu uma política sobre lares dentários que foi adoptada pela primeira vez em 2001 e revista em 2004. A definição afirma: "O domicílio dentário é a relação contínua entre o dentista e o paciente, incluindo todos os aspectos dos cuidados de saúde oral prestados de forma abrangente, continuamente acessível, coordenada e centrada na família. O estabelecimento de um lar dentário começa, o mais tardar, aos 12 meses de idade e inclui o encaminhamento para especialistas dentários, quando apropriado."

HISTÓRIA

Numa época em que o acesso aos cuidados de saúde tem sido tão enfatizado como uma solução para as disparidades em matéria de saúde oral, pareceria que o benefício de uma residência dentária não seria questionado.

O conceito de lar dentário, no entanto, é demasiado recente para ter sido estudado como um preditor de saúde oral. Em 1999, Nowak descreveu o termo em relação à recorrência desejada de serviços preventivos de supervisão da saúde oral, tal como propagado pela Academia Americana de Dentisteria Pediátrica, ou AAPD.

Os dados nacionais sobre as caraterísticas dos pacientes que tiveram uma consulta dentária no ano anterior não fornecem informações úteis para as crianças sobre os benefícios de um lar dentário, tal como indicado por uma consulta dentária. As medidas indirectas, análogas às utilizadas em medicina, sugerem que uma residência dentária, ou uma relação com um dentista, tem consequências benéficas em termos de cuidados adequados, reduziu os custos do tratamento e permite o acesso a serviços que de outra forma não estariam disponíveis.

Uma medida é a associação de crianças que procuram cuidados dentários de emergência com uma relação dentária estabelecida. Doykos sugere que a associação precoce com um dentista tem o benefício de reduzir o custo dos cuidados, sendo a diferença atribuída a uma maior necessidade de serviços de tratamento para aqueles que atrasam a primeira consulta dentária. Numa análise recente do programa Access to Baby and Child Dentistry, ou ABCD, no estado de Washington, Grembowski e Milgrom concluíram que as crianças inscritas no programa ABCD tinham uma maior utilização dos serviços, particularmente dos serviços preventivos, em comparação com as crianças não inscritas no programa. Embora o programa ABCD não seja um programa de "domicílio dentário", dá formação às famílias e aos dentistas para gerirem as crianças pequenas e a sua saúde oral desde cedo e parece ter resultado em relações benéficas entre dentistas e famílias mais cedo do que as normas tradicionais.

Iben e os seus colegas compararam as consultas não efectuadas por pacientes dentários do Medicaid em clínicas privadas e clínicas e encontraram taxas mais elevadas nas clínicas privadas. Mais pertinente para o "domicílio dentário" é o facto de, apesar disso, o consultório privado ter conseguido ver mais pacientes do Medicaid do que as clínicas estudadas. Se um consultório privado for visto como o domicílio ideal, então, para as pessoas com problemas de acesso tradicionais, oferece a vantagem da eficiência e de uma maior probabilidade de exposição a serviços preventivos. Se pudermos assumir que a falta de acesso é equivalente a "sem-abrigo dentário", então o prejuízo de não ter uma casa dentária torna-se importante. As crianças pertencentes a minorias têm mais problemas de acesso e menos selantes do que as crianças não pertencentes a minorias.

Os dados nacionais sobre adultos associam fortemente o facto de ter dentes naturais à utilização de cuidados e a menos cáries dentárias. O relatório do cirurgião-geral fornece um retrato das forças armadas dos EUA, em que todos têm uma "casa dentária" e em que a utilização de cuidados dentários é elevada e a doença dentária é baixa. O relatório também identifica a continuação da cárie na primeira infância como um problema. As normas actuais de cuidados, mantidas pela comunidade médica, atrasam a intervenção dentária até aos 3 anos de idade. Infelizmente, nessa idade, 5 a 10 por cento das crianças em idade pré-escolar têm cáries e, nalgumas populações que até têm bom acesso e utilização de serviços médicos, a taxa é o dobro da da população em geral.

Aos 5 anos de idade, seis em cada 10 crianças já tiveram cáries dentárias. Parece improvável que esta cárie comece entre os 3 e os 5 anos de idade. É razoável perguntar se o estabelecimento de um lar dentário até ao primeiro ano de idade - com os benefícios da deteção precoce, avaliação de risco, quantidades adequadas de flúor prescrito, selantes e intervenção precoce de doenças incipientes - reduziria a prevalência de cáries em crianças em idade pré-escolar e, em última análise, reduziria os 60% de crianças de 6 a 8 anos com cáries dentárias.

Poder-se-ia argumentar que o conceito de lar dentário nunca foi estudado. No entanto, se o acesso e a utilização forem utilizados como medidas indirectas dos benefícios de uma residência dentária, então o conceito tem mérito para melhorar a saúde oral das crianças.

Numa análise recente, Grembowski e Milgrom organizaram um programa do tipo Dental Home e compararam os resultados com os das crianças que não frequentaram o programa e os resultados foram favoráveis às crianças que frequentaram o programa.

Este facto conduziu ao conceito de Lar Médico-Dentário.

CASA DO MÉDICO E SUAS CARACTERÍSTICAS

A Academia Americana de Pediatria (AAP) propôs, em 1992, uma definição de "lar médico" sob a forma de uma declaração política. O conceito essencial é que os cuidados médicos prestados a crianças de todas as idades são mais bem geridos quando existe uma relação estabelecida entre um médico que conhece bem a criança e a sua família. Esta relação promove cuidados que são acessíveis, coordenados e compassivos e que encorajam a responsabilidade e a confiança mútuas. O domicílio médico também pressupõe que o médico que cuida da criança tem uma boa formação e é capaz de supervisionar a saúde e gerir a doença. O domicílio médico torna-se o local onde a criança recebe instruções preventivas, imunizações, aconselhamento e orientação antecipatória.

Numa declaração bastante ousada para os cuidados de saúde actuais, os autores desta definição propuseram que a gestão da doença aguda estivesse disponível 24 horas por dia. Também propuseram que a continuidade a longo prazo fosse uma consideração importante e que o prestador iniciasse e coordenasse os cuidados de subespecialidade e funcionasse como a ligação da criança às agências comunitárias relativamente a questões de saúde. O local físico da residência médica deve ser o repositório seguro dos registos médicos da criança.

Numa publicação posterior, a AAP abordou o conceito de lar médico para crianças com necessidades especiais de cuidados de saúde em programas de cuidados geridos. Essa visão do lar médico enfatizou a necessidade de coordenação de serviços médicos especializados e comunitários e reconheceu o papel dos subespecialistas como um lar mais apropriado para essas crianças, com base na necessidade individual. As complexidades dos cuidados, bem como a introdução de um gestor de cuidados adicional, foram enfatizadas como mais uma razão para um domicílio médico com supervisão de cuidados.

CHARACTERISTICS OF MEDICAL HOME	
CHARACTERISTIC	DESCRIPTION
Accessible	-care provided in the child's community -all insurance accepted and changes in coverage accommodated
Family-Centered	-recognition of the centeredness of the family -unbiased complete information is shared on an ongoing basis
Continuous	-same primary care providers from infancy through adolescence -assistance with transitions (for example, to school) provided
Comprehensive	-health care available 24 hours per day, seven days per week -preventive, primary, tertiary care provided
Coordinated	-families linked to support, education and community services -information centralized
Compassionate	-expressed and demonstrated concern for child and family
Culturally competent	-cultural background recognised, valued, respected

CONCEITO DE DOMICÍLIO DENTÁRIO

O conceito de domicílio dentário exige que se procurem as crianças com maior risco de doença e que se continue a envolver ativamente os profissionais na resolução dos obstáculos à obtenção de saúde oral e aos cuidados dentários.

Ao organizar uma casa dentária e ao tomar medidas preventivas defendidas pelo dentista pediátrico, a mãe e o pai podem evitar que os seus filhos contraiam cáries na primeira infância - isto é, cáries de esmalte devastadoras que resultam em dor, incapacidade de crescimento e, em muitos casos, trabalhos de restauro de bom tamanho e muito dispendiosos.

OBJECTIVOS:

-Para embelezar o potencial dos dentistas para ensinar os doentes e os pais e mães ou prestadores de cuidados sobre a saúde oral.

-Agendar consultas para estratégias preventivas e explicar a importância em termos de aptidão bucal e valorizar a eficácia.

-Avaliação do risco de doenças dentárias.

-Observar o crescimento e a melhoria da criança.

-Dar uma explicação sobre a importância das consultas dentárias à pessoa afetada e aos pais.

-Encaminhar o paciente para especialistas dentários para técnicas dentárias únicas

PRINCÍPIO ORIENTADOR DO CONCEITO DE DOMICÍLIO DENTÁRIO

A) A visita da primeira idade

A primeira visita da criança ao dentista deve ser aquando da erupção do primeiro dente na cavidade oral, de preferência quando surge o primeiro esmalte. Quando a criança visita o dentista na idade recomendada, pode ser criada uma casa dentária e estabelecida a Orientação Antecipada como parte dos cuidados de saúde totais da criança.

Em 1997, Nowak afirmou que a primeira visita ao dentista dá-nos informações sobre a ameaça de doenças dentárias, oferece também uma direção antecipada e decide a periodicidade das visitas futuras.

O controlo preditivo, utilizado em medicina pediátrica, é um método de apresentação às mães e aos pais de dados de saúde realistas e relevantes para o desenvolvimento de uma criança, antecipando marcos importantes a nível físico, emocional e psicológico. As publicações de orientação pró-ativa fornecem às mães e aos pais avisos sobre as suas próximas opções, o seu papel na maximização do seu potencial de desenvolvimento e as suas necessidades específicas. O facto de o tornar reconhecível. No domínio da pediatria, estes critérios de aconselhamento ativo foram introduzidos através das consultas de puericultura. A informação fornecida através da orientação preditiva é bem compreendida pelos pais, uma vez que o processo de entrevista por um pediatra dá aos pais a oportunidade de falarem sobre os seus filhos e esclarecerem as suas dúvidas.

B) **Orientação antecipada em medicina dentária**

Este é um novo paradigma para melhorar o crescimento e o desenvolvimento, a prevenção de cáries e a saúde oral normal.

O tratamento preventivo em medicina dentária proporciona educação em matéria de higiene oral, avaliação especializada, medidas preventivas e aconselhamento nutricional, aproximadamente dos 6 meses aos 2 anos de idade.

Trata-se de um software passo a passo que os dentistas ensinam aos que efetivamente procuram cuidados e que é personalizado para cada criança. Trata-se de um processo moroso que consiste em testes orais, prevenção, análise de planos alimentares, instruções de cuidados em casa, suplementação com flúor [tanto tópico como sistémico] e instruções gerais de alimentação

Benefícios da consulta ativa em medicina dentária:

- Os dentistas ocupados e as pessoas afectadas beneficiarão do controlo positivo da aplicação.

- A natureza única deste software científico pode ser facilmente descoberta por um grupo científico de colaboradores a todos os níveis.

- A liderança preditiva estabelece a interação entre o clínico e os pais.

- A Orientação Proactiva resolve os problemas de motivação antiquados encontrados nos programas tradicionais baseados em doenças. Repete a mesma mensagem simples.

- A gestão ativa da educação preventiva dentária é para todas as empresas de medicina dentária, para que experimentem o olhar dos pais e das mães e tenham mais sucesso na medicina dentária preventiva.

CARACTERÍSTICAS E VANTAGENS PRÁTICAS DO DOMICÍLIO DENTÁRIO

CHARACTERISTIC	DESCRIPTION	PRACTICAL ADVANTAGES
Accessible	-care provided in the child's community -all insurance accepted and changes in coverage accommodated	-source of care is close to home and accessible to family -dentist knows community needs and resources (fluoride in water)
Family-Centered	-recognition of the centeredness of the family	-appropriate role of parents in home care is established -low parent/child anxiety improves care
Continuous	-same primary care providers from infancy through adolescence	-continuity of care is better owing to recall system vs episodic care -appropriate recall intervals are based on child's needs
Comprehensive	-health care available 24 hours per day,7days per week -preventive, primary, tertiary care provided	-emergency access is ensured -care manager and primary care dentist are in same place

Coordinated	-families linked to support, education and community services	-records centralized -school, workshop, therapy linkages established and known
Compassionate	-expressed and demonstrated concern for child and family	-dentist-child relationship is established -family relationship is established -children less anxious owing to familiarity
Culturally competent	-cultural background recognised, valued, respected	-mechanism is established for communication for ongoing care -specialized resources are known and proven if needed

NECESSIDADE DE CRIAÇÃO DE UM DOMICÍLIO DENTÁRIO

- A emergência da medicação social na saúde pediátrica.
- Aumentar os conhecimentos sobre o perigo da aptidão oral pediátrica e a gestão da doença.
- Dentistry como transportadora independente.
- Aparelho de medicina dentária para todas as crianças e jovens com necessidades especiais de cuidados dentários.
- Necessidades percebidas em relação às ofertas de cuidados dentários e diferentes limites que impulsionam a necessidade de utilização de cuidados dentários domésticos.
- Disponibilidade de cuidados orais adequados para todas as crianças e pessoas com necessidades especiais de cuidados de saúde.

PROVA DO VALOR DO DOMICÍLIO DENTÁRIO

- As crianças que vivem num lar dentário têm mais probabilidades de receber cuidados de saúde oral preventivos e de rotina adequados, reduzindo assim o risco de doenças dentárias/orais evitáveis.

- As crianças com necessidades especiais de cuidados de saúde que têm um médico ou enfermeiro pessoal no contexto de um PCM-DH (Patient-Centered Medical-Dental Home) têm uma probabilidade significativamente menor de ter necessidades dentárias não satisfeitas do que as que não têm estes cuidados.

- Os pais de crianças com necessidades especiais referem significativamente menos necessidades não satisfeitas de cuidados de saúde e de serviços de apoio à família se pertencerem a um PCM-DH.

- Um artigo publicado na edição de outubro de 2004 da Paediatrics, o jornal oficial da Academia Americana de Pediatria, concluiu que consultar as crianças mais cedo para exames de saúde oral e serviços preventivos permite poupar dinheiro.

- As crianças inscritas no Medicaid que tiveram uma consulta dentária preventiva precoce tinham mais probabilidades de utilizar serviços preventivos subsequentes e de ter custos dentários mais baixos.

MUDANÇAS NECESSÁRIAS NO DOMICÍLIO MÉDICO E DENTÁRIO

A) LANÇAR OS ALICERCES

-LIDERANÇA EMPENHADA

- Proporcionar uma liderança visível e sustentada para liderar a mudança cultural global, bem como estratégias específicas para melhorar a qualidade e difundir e sustentar a mudança.
- Assegurar que o esforço de transformação do PCM-DH dispõe do tempo e dos recursos necessários para ser bem sucedido.
- Assegurar que os prestadores de cuidados e outros membros da equipa de cuidados têm tempo protegido para realizar actividades para além dos cuidados diretos aos doentes que sejam consistentes

-ESTRATÉGIA DE MELHORIA DA QUALIDADE

- Estabelecer e monitorizar os indicadores para avaliar os esforços de melhoria e os resultados; assegurar que todos os membros do pessoal compreendem os indicadores de sucesso.
- Assegurar que os doentes, as famílias, os prestadores de cuidados e os membros da equipa de cuidados estão envolvidos em actividades de melhoria da qualidade.
- Otimizar a utilização da tecnologia de informação sobre saúde para cumprir os critérios de utilização significativa

B) CONSTRUIR RELAÇÕES

-EMPANHAMENTO

- Atribuir todos os doentes a um painel de prestadores e confirmar as atribuições com os prestadores e os doentes; rever e atualizar regularmente as atribuições do painel.

- Avaliar a oferta e a procura na clínica e equilibrar a carga de doentes em conformidade.

- Utilizar dados de painel e registos para contactar, educar e acompanhar proactivamente os doentes por estado da doença, estado de risco, estado de auto-gestão, necessidades da comunidade e da família.

- RELAÇÕES DE CURA CONTÍNUAS E EM EQUIPA

- Estabelecer e prestar apoio organizacional às equipas de prestação de cuidados responsáveis pela população/painel de doentes.
- Ligar os doentes a um prestador de cuidados e a uma equipa de cuidados para que tanto os doentes como o prestador/equipa de cuidados se reconheçam mutuamente como parceiros nos cuidados.
- Assegurar que os doentes possam consultar o seu prestador ou equipa de cuidados sempre que possível.
- Definir funções e distribuir tarefas entre os membros da equipa de prestação de cuidados de forma a refletir as competências, capacidades e credenciais dos membros da equipa.

C) MUDANÇA NA PRESTAÇÃO DE CUIDADOS

-CUIDADOS ORGANIZADOS E BASEADOS EM PROVAS

- Utilizar cuidados planeados de acordo com as necessidades do doente.
- Utilizar lembretes no local de prestação de cuidados com base em diretrizes clínicas.
- Permitir interações planeadas com os pacientes, disponibilizando informações actualizadas aos prestadores e à equipa de cuidados no momento da visita.

-INTERACÇÕES CENTRADAS NO DOENTE

- Respeitar os valores e as necessidades expressas pelo doente e pela família.
- Incentivar os doentes a alargarem o seu papel na tomada de decisões, nos comportamentos relacionados com a saúde e na auto-gestão.
- Comunicar com os seus pacientes de uma forma culturalmente adequada, numa língua e a um nível que o paciente compreenda.
- Prestar apoio à auto-gestão em cada visita através da definição de objectivos e do planeamento de acções.
- Obter feedback dos pacientes/familiares sobre a sua experiência de cuidados de saúde e utilizar esta informação para melhorar a qualidade.

D) REDUZIR OS OBSTÁCULOS AOS CUIDADOS DE SAÚDE

-ACESSO MELHORADO

- Promover e alargar o acesso, assegurando que os doentes estabelecidos têm acesso contínuo, 24 horas por dia, 7 dias por semana, à sua equipa de cuidados, por telefone, correio eletrónico ou visitas presenciais.

- Fornecer opções de agendamento que sejam centradas no paciente e na família e acessíveis a todos os pacientes. - Ajudar os pacientes a obter e a compreender a cobertura do seguro de saúde.

- COORDENAÇÃO DOS CUIDADOS

- Estabelecer a ligação entre os pacientes e os recursos da comunidade para facilitar o encaminhamento e responder às necessidades dos serviços sociais.
- Integrar a saúde comportamental e os cuidados especializados na prestação de cuidados através de protocolos de co-localização ou de encaminhamento.
- Acompanhar e apoiar os doentes quando estes obtêm serviços fora da clínica.

SENSIBILIZAÇÃO PARA O DOMICÍLIO DENTÁRIO

Para estabelecer um lar dentário, é importante conhecer os pais/possíveis pais desde cedo. Os ginecologistas, pediatras e médicos de família são as pessoas que entram em contacto com eles muito antes de um dentista. O dentista deve estabelecer comunicação com eles de modo a que sejam feitos encaminhamentos eficazes e atempados para o dentista. Além disso, as escolas e os centros de dia pré-escolares podem ser informados sobre a casa dentária.

Um aviso do tipo - "Sabe que pode beneficiar os dentes e a saúde oral do seu filho iniciando cuidados dentários preventivos antes do nascimento da criança?" - pode atrair a atenção de futuros pais se for colocado no consultório de um ginecologista. Do mesmo modo, as mensagens seguintes podem ser afixadas em hospitais e clínicas de pediatras, ginecologistas e todos os outros profissionais de saúde pediátrica:

- Primeira visita até ao primeiro aniversário. Uma criança deve visitar o dentista no prazo de seis meses após a erupção do primeiro dente ou até ao primeiro ano de idade. Um exame precoce e cuidados preventivos protegerão o sorriso do seu filho agora e no futuro.

- Os problemas dentários podem começar cedo. Uma grande preocupação é a cárie precoce da infância (também conhecida como cárie do biberão ou cárie de amamentação). As crianças correm o risco de sofrer cáries graves quando usam o biberão durante a sesta ou à noite ou quando mamam continuamente no peito.

- Quanto mais cedo for a visita ao dentista, maiores são as hipóteses de prevenir problemas dentários. As crianças com dentes saudáveis mastigam os alimentos com facilidade, são mais capazes de aprender a falar claramente e sorrir com confiança. Inicie agora as crianças numa vida de bons hábitos dentários.

- A sucção do polegar é perfeitamente normal nos bebés; a maioria pára aos 2 anos e deve ser desencorajada a partir dos 4 anos. A sucção prolongada do polegar pode criar dentes apinhados, tortos ou problemas de mordida. Os dentistas podem sugerir formas de tratar um hábito prolongado de chuchar no dedo.

- Os pais devem garantir que as crianças pequenas utilizam uma escova de dentes de tamanho adequado com uma superfície de escovagem pequena e apenas uma quantidade de pasta dentífrica com flúor do tamanho de uma ervilha em cada escovagem. As crianças pequenas devem ser sempre supervisionadas durante a escovagem e ensinadas a cuspir em vez de engolir a pasta dentífrica. A menos que seja aconselhado por um dentista ou por outros profissionais de saúde, os pais não devem utilizar pasta dentífrica com flúor em crianças com menos de dois anos de idade.

- Dos seis meses aos 3 anos de idade, as crianças podem ter as gengivas doridas quando os dentes começam a nascer. Muitas crianças gostam de um anel de dentição limpo, de uma colher fria ou de uma toalha de banho húmida e fria.

ESTRATÉGIA DE IMPLEMENTAÇÃO DO DOMICÍLIO DENTÁRIO

- Cuidados coordenados com o pediatra e os obstetras
- Papel da orientação antecipatória
- -Papel do higienista dentário, do assistente dentário e do assistente/auxiliar dentário com funções alargadas
- Aconselhamento pré-natal
- Educar o público
- Força de trabalho
- Criação de um centro dentário nos centros de cuidados de saúde primários e nos hospitais públicos
- Papel das escolas
- O papel dos centros de dia.

Estratégia de implementação do Dental Home na Índia

A implementação do domicílio dentário como um conceito que pode ajudar a identificar, retificar e reabilitar as pessoas que sofrem de doenças orais numa fase precoce, centrando-se na sensibilização para o processo da doença e na prevenção ativa, em vez de intervenções terapêuticas dispendiosas e que consomem muitos recursos, terá certamente um impacto significativo na forma como as doenças orais serão geridas no futuro.

As nossas gerações futuras beneficiarão imenso se conseguirmos adaptar uma abordagem multifacetada que seja inclusiva por natureza. Se conseguirmos adaptar uma estratégia a três níveis para resolver este problema da prevenção e dos cuidados com as doenças orais, poderemos conseguir muito para as crianças.

A estratégia a três níveis consiste em utilizar as redes existentes de sistemas de prestação de cuidados de saúde na Índia, como o Integrated Child Development Services Scheme e a National Rural Health Mission, e pode incluir o rastreio, a sensibilização para os processos de doenças dentárias e a sua intervenção ativa precoce, o que nos pode ajudar a atenuar em grande medida o flagelo das doenças dentárias no contexto indiano.

O primeiro nível de intervenção na prevenção das cáries na primeira infância consiste em sensibilizar e formar os trabalhadores de base, como os Anganwadi e os Activistas de Saúde Social Acreditados, para o significado dos cuidados orais, para a importância de sensibilizar os prestadores de cuidados, as crianças e a população em geral para a necessidade de uma intervenção precoce nas doenças orais. É importante separar os grupos de alto risco para receberem mais cuidados profissionais secundários num centro de saúde primário ou num hospital distrital, onde pediatras qualificados e pós-graduados nesta área possam intervir e prestar cuidados terapêuticos quando necessário. Estes níveis de estratégia de prevenção só podem ser alcançados através da criação de um lar dentário.

Além disso, uma vez que os medicamentos comuns foram subsidiados ou são fornecidos gratuitamente aos doentes nestes centros, podem também ser distribuídos auxiliares de saúde oral, tais como escovas de dentes ou alternativas locais, como paus de neem/paus de miswak, juntamente com pó/pastas dentífricas, após a realização de rastreios, educação e medidas preventivas precoces. Isto motivaria a população a tomar os devidos cuidados e a assegurar o acompanhamento a longo prazo.

As grandes reabilitações podem ser efectuadas em hospitais-escola de nível terciário e esses pacientes podem ser encaminhados ou inicialmente examinados através da utilização de tecnologias como a telemedicina (videoconferência). Uma vez que esta abordagem pode rastrear uma população muito grande e isolar grupos de alto risco, malformações graves, etc., numa fase muito precoce, e também educar os pais e as gerações futuras para a necessidade de cuidados dentários (aconselhamento pré-natal, exames pós-natais, rastreio de bebés e crianças e terapêutica preventiva), a necessidade de cuidados dispendiosos num centro terciário numa idade mais avançada é negada à maioria das pessoas. Além disso, uma vez que existe uma cadeia de trabalhadores que acompanham a criança ao longo das suas fases de desenvolvimento, torna-se possível a identificação e intervenção precoces, especialmente em casos de fendas, malformações congénitas, etc. [1]

DESAFIOS À IMPLEMENTAÇÃO DO DOMICÍLIO DENTÁRIO

Em primeiro lugar, simplesmente não dispomos de um número suficiente de clínicos com formação adequada para trabalhar neste modelo de cuidados. A reformulação das práticas e a reeducação dos médicos para prestarem cuidados em equipa exigirá recursos financeiros substanciais a curto e a longo prazo.

Os actuais programas de formação de prestadores de serviços não educam os jovens médicos e dentistas nos preceitos fundamentais do PCM-DH. Eles precisam de aprender a prestar cuidados em equipa, a utilizar a tecnologia de informação sobre saúde para melhorar os cuidados e a adotar princípios baseados em provas na prática.

Desafios comuns na criação de um lar dentário

- Encontrar dentistas dispostos a servir as famílias
- Alguns dentistas têm relutância em atender crianças pequenas.
- Pagar os serviços dentários necessários
- Identificação de recursos para crianças que não têm cobertura
- Custo dos cuidados
- Ultrapassar as barreiras de transporte e outras.
- Organização do transporte
- Não comparência / faltas de marcação

- Serviços limitados em algumas zonas rurais.

- Fazer com que os pais compreendam a importância da saúde oral e dos cuidados dentários para as crianças pequenas.
- Falta de conhecimentos sobre os cuidados dentários modernos
- Experiências pessoais negativas / medo de ir ao dentista.

CONCEITO DE LAR DENTÁRIO NOS PAÍSES DESENVOLVIDOS

-CANADÁ

A Associação Dentária Canadiana (CDA) recomenda que as crianças visitem um dentista no prazo de 6 meses após a erupção do primeiro dente ou até aos 12 meses de idade.

Foi efectuado um estudo para analisar as respostas a inquéritos sobre cuidados de saúde oral na primeira infância de dentistas gerais e pediátricos canadianos. Os resultados mostraram que, embora a maioria dos dentistas canadianos tenha conhecimentos suficientes sobre CCE, nem todos se sentem à vontade para prestar serviços de cuidados de saúde oral a crianças em tenra idade. No entanto, é encorajador o facto de a maioria dos dentistas falar com os pais sobre os cuidados de saúde oral na primeira infância e de quase todos os dentistas quererem mais recursos concebidos para informar os pais sobre os cuidados de saúde oral dos bebés e crianças pequenas e a prevenção da CEC.

-MALÁSIA

Nos últimos anos, tanto na área da saúde como num estudo de dentistas gerais da Malásia, verificou-se que os licenciados mais recentes tinham mais probabilidades de recomendar consultas dentárias precoces e estavam mais abertos a tolerar o choro e o comportamento pouco cooperante.

Outros estudos investigaram as opiniões dos dentistas sobre a idade recomendada para a primeira consulta dentária. Em geral, parecia que, embora muitos estivessem cientes da idade recomendada, nem todos os dentistas a aplicavam na sua prática.

-IRLANDA

Um estudo concluiu que a maioria dos dentistas não pediátricos na Irlanda tratava, no máximo, um bebé por mês. Este estudo também concluiu que a maioria dos dentistas, tanto pediátricos como não pediátricos, não recebeu formação sobre visitas de saúde oral a bebés.

Outro estudo constatou que muitas mães afirmaram que os dentistas não aceitariam os seus filhos pequenos como pacientes até que estes tivessem pelo menos 3 anos de idade. Conhecer os pontos de vista dos dentistas sobre a gestão e prevenção da CCE é um potencial primeiro passo para resolver as barreiras de acesso aos cuidados para esta população específica.

-WASHINGTON D.C

O Gabinete de Saúde Materno-Infantil (MCHB) da Administração de Recursos e Serviços de Saúde convocou uma reunião de especialistas representando líderes federais, nacionais, estatais e locais em 18 e 19 de setembro de 2008, em Washington, DC, para ajudar o MCHB a explorar melhor o conceito de domicílio dentário no que se refere à filosofia e aos objectivos do gabinete.

Explorar as relações entre os conceitos de domicílio médico e domicílio dentário.

Recolher informações sobre a definição e o estabelecimento de residências dentárias e identificar práticas e programas promissores para a implementação de residências dentárias.

Betsy Anderson Vozes da Família

A Sra. Anderson descreveu o conceito de domicílio dentário como uma ideia relativamente nova para as famílias de crianças com baixos rendimentos. As famílias são as primeiras e as primeiras e melhores defensoras no que respeita à saúde e ao desenvolvimento dos seus filhos, e querem toda a saúde.

O Dr. Crall apresentou um relatório sobre o sistema de prestação de cuidados de saúde oral nos Estados Unidos e abordou várias definições de "domicílio dentário". A declaração de política da AAPD, "Avaliação do risco para a saúde oral e estabelecimento do domicílio dentário", representa um reconhecimento formal da necessidade de identificar e encaminhar para um dentista, utilizando a avaliação de risco: crianças com elevado risco de doença oral, incluindo CSHCN; filhos de mães com elevadas taxas de cárie dentária; crianças que dormem com biberão ou amamentam durante a noite; e crianças de famílias com baixos rendimentos.

O objetivo do modelo é manter as crianças de baixo risco na categoria de baixo risco através da prestação de serviços preventivos e de educação, e eliminar ou reduzir os factores que colocam as crianças em risco elevado de cárie dentária. [9]

CONCEITO DE DOMICÍLIO DENTÁRIO NOS PAÍSES EM DESENVOLVIMENTO

Embora a saúde oral das crianças que vivem em países industrializados tenha melhorado notavelmente nas últimas duas décadas, muitas crianças, especialmente nos países em desenvolvimento, continuam a sofrer de doenças orais.

A criação de um lar dentário o mais cedo possível contribui imensamente para a saúde oral de um bebé. Mas nos países em desenvolvimento, onde a maioria da população vive em zonas rurais e abaixo do limiar de pobreza, as pessoas não estão sensibilizadas para a importância da saúde. Assim, a criação de um lar dentário nesses países está repleta de problemas.

Certas forças ambientais podem ter impacto na implementação do domicílio dentário nos países em desenvolvimento

Alguns destes factores são:

1. O advento da medicina social nos cuidados de saúde pediátricos
2. Alargar os conhecimentos sobre o risco de cárie na primeira infância e a gestão da doença
3. Tendências das disparidades em matéria de saúde oral e de cuidados dentários e as forças que as impulsionam
4. Necessidades sentidas de serviços dentários e outros obstáculos à utilização do domicílio dentário
5. A medicina dentária como profissão de saúde independente

6. Sistema de capacidade dentária para todas as crianças, incluindo as que têm necessidades especiais.

-MYANMAR

A saúde oral das crianças desempenha um papel crucial no seu bem-estar geral e existe uma lacuna significativa na nossa compreensão das cáries da primeira infância (CCE) em Myanmar. Apesar de o Plano Nacional de Saúde (PNS) de Myanmar ter como objetivo a Cobertura Universal de Saúde (CUS) até 2030, a insuficiência de pessoal, as barreiras linguísticas, as diferentes culturas e crenças e as infra-estruturas de transporte inadequadas continuam a ser obstáculos à prestação de serviços de saúde adequados a todo o país.

Em Mianmar, embora haja uma ênfase notável em cinco iniciativas primárias de saúde oral, como a prevenção da cárie na primeira infância, programas escolares, educação materna, acesso ao flúor e sensibilização para o cancro oral, a prestação de serviços dentários básicos em regiões menos acessíveis continua a ser um obstáculo. Além disso, a maioria dos profissionais de medicina dentária está mais envolvida em medidas preventivas avançadas do que nos cuidados primários.

Embora a acumulação de dados sobre a saúde oral seja essencial para a aplicação de políticas nacionais de melhoria da saúde oral, o sistema de informação sobre a saúde oral de Mianmar precisa de avançar para recolher dados sobre a prevalência e as tendências da doença. Para uma vigilância eficaz, a OMS recomenda que os inquéritos sobre saúde dentária sejam realizados regularmente de 5 em 5 anos.

-NEPAL

Os problemas de saúde oral das crianças em idade escolar são um dos problemas de saúde mais comuns no mundo. A prevalência da cárie dentária é significativamente mais elevada nas crianças em idade escolar.

No Nepal, a morbilidade da cárie dentária é muito elevada entre as crianças em idade escolar em comparação com outros grupos etários. A cárie dentária é negligenciada nas fases iniciais nas crianças, mas quando a doença se torna progressiva, as opções de tratamento são das mais caras e inacessíveis.

Assim, os programas de saúde oral, incluindo a demonstração de técnicas de escovagem adequadas, juntamente com programas de sensibilização para a saúde oral na escola, podem ajudar a reduzir o peso das cáries dentárias entre as crianças em idade escolar.

-CHINA

A prevalência de doenças dentárias era elevada entre os chineses, especialmente no que respeita às cáries e às doenças periodontais.

A distribuição das doenças dentárias e a necessidade de serviços diferem muito de região para região devido à diversidade das situações socioeconómicas. A educação em matéria de saúde oral e a promoção da saúde são extremamente necessárias a nível nacional para melhorar a sensibilização dos chineses para a saúde oral.

Apesar de campanhas nacionais como o "Dia Nacional dos Dentes Carinhosos" estarem a decorrer há muitos anos, continua a haver uma maior necessidade de enfatizar e promover mais, de modo a educar e persuadir as pessoas a preocuparem-se verdadeiramente com a sua saúde oral.

A utilização do serviço dentário por diferentes grupos etários nos últimos 12 meses foi notoriamente baixa. O programa consistia na promoção da saúde oral, no exame oral e no tratamento preventivo, como o selamento de fissuras e encaixes nos primeiros molares permanentes. Em 2012, o projeto de aplicação de flúor para crianças de 3 a 5 anos foi iniciado em algumas dessas áreas.

Foram criados cerca de 200 centros de educação para a saúde oral, que proporcionaram formação ao pessoal dentário especializado na prevenção da saúde oral e ofereceram uma promoção regular da saúde oral às crianças. Esta ação incluiu a educação universal sobre conhecimentos, atitudes e comportamentos em matéria de saúde oral para todos os membros da família.

CONCEITO DE LAR DENTÁRIO NO CENÁRIO INDIANO

Na Índia, cerca de 50% das crianças com menos de 5 anos e 80% das pessoas de meia-idade sofrem de cáries dentárias. A incidência de doenças dentárias é elevada na Índia. O facto de a medicina dentária se centrar mais no tratamento do que na prevenção.

O alargamento do âmbito dos tratamentos dentários (dentistas, instituições de formação contínua) e os progressos tecnológicos tiveram pouco efeito na prevenção efectiva. As doenças dentárias são muito evitáveis. No entanto, existe a convicção generalizada de que a prevenção é da responsabilidade do governo e das suas filiais e que deixou de ser uma prática clínica.

As técnicas preventivas definitivas que envolvem a adição de fluoretação da água e a proibição/substituição de substâncias açucaradas já não são utilizadas na Índia devido à complexidade associada a estas questões.

Por conseguinte, a pessoa comum desconhece frequentemente o tratamento dentário e transmite ignorância (e por vezes frustração) acerca dos seus problemas orais que requerem um tratamento complexo. O conceito de casas dentárias da AAPD pode ser designado por casas dentárias indianas. Trata-se de uma clínica dentária preventiva criada para detetar e prevenir as perturbações dentárias que se manifestam no círculo dos indivíduos ou dos pacientes, bem como dos seus entes queridos.

Estratégias preventivas de uma forma especial. Temos o dever de fornecer às pessoas informações suficientes e atempadas sobre a prevenção das doenças dentárias.

Uma Clínica de Medicina Dentária Preventiva deve atingir os seguintes objectivos

- Os cuidados dentários devem começar numa idade jovem, com ênfase na prevenção primária e primordial.
- Melhorar a reputação da medicina dentária como uma profissão responsável.
- O conceito de promoção da saúde.
- Colmatar o fosso entre o dentista e o público em geral em termos de comunicação.

RESUMO

O domicílio dentário é um conceito que deriva do "domicílio médico" da Academia Americana de Pediatria. Um "lar médico" é o consultório de um pediatra onde a criança tem uma relação com esse prestador de cuidados.

Está bem estabelecido que as crianças que têm um lar médico são mais saudáveis, têm menos hospitalizações e visitas às urgências. Têm também uma melhor gestão das doenças crónicas.

Este facto deve-se à abordagem "centrada no doente/família" do domicílio médico, em que os médicos são responsáveis pelo desenvolvimento de parcerias sustentadas com os doentes e as famílias para dar resposta à maioria das suas necessidades em matéria de cuidados de saúde.

À semelhança do domicílio médico, o domicílio dentário oferece aos pacientes cuidados abrangentes, contínuos e baseados na prevenção, que são acessíveis, centrados na família, compassivos e culturalmente competentes.

Citando fortes provas clínicas de que os cuidados dentários preventivos precoces promovem a saúde oral, a AAPD declarou que "o estabelecimento de um domicílio dentário pode seguir o modelo do domicílio médico como uma alternativa de cuidados de saúde rentável e de maior qualidade às situações de cuidados de emergência".[5]

O domicílio dentário, tal como o domicílio médico, beneficiará particularmente as crianças em que o risco de doença oral é exacerbado por vulnerabilidades sociais e/ou médicas. A implementação do conceito de domicílio dentário beneficiará da crescente compreensão da medicina social e das abordagens científicas à prevenção e ao controlo clínicos da cárie.

A implementação efectiva do domicílio dentário exigirá uma atenção especial às tendências epidemiológicas, demográficas e dos serviços de saúde, de modo a visar as pessoas com maior risco de contrair a doença. A promoção da saúde oral a partir de uma idade precoce num lar dentário exigirá grandes melhorias na sensibilização do público e no envolvimento dos profissionais, bem como melhorias a nível dos sistemas na coordenação dos cuidados entre a medicina e a medicina dentária.

A capacidade atual do sistema dentário não pode apoiar a implementação generalizada do lar dentário, a menos que as funções do lar dentário sejam partilhadas por outras agências que interagem com as crianças onde elas vivem, aprendem e brincam. O conceito de lar dentário estende-se a crianças mais velhas, bem como a bebés e crianças pequenas, mas é mais promissor em termos de impacto se se concentrar nas crianças mais novas.

CONCLUSÃO

O domicílio dentário é um conceito importante a adotar pela profissão de dentista. As evidências apoiam as vantagens de receber cuidados e intervenções dentárias profissionais precoces que são complementadas por orientação antecipada para os pais, bem como visitas de supervisão periódicas com base no risco de doença dentária da criança.

O domicílio dentário pode aumentar as oportunidades de serviços preventivos de saúde oral para as crianças, o que pode reduzir as disparidades em termos de doenças.

O domicílio dentário é um conceito que merece apoio, mais investigação e, em conjunto com o domicílio médico, proporcionaria os cuidados de saúde abrangentes a que todas as crianças têm direito.

BIBLIOGRAFIA

- Dr. S. Rajasekaran, Dr. S. Aruna Sharma, Dr. R. Jayaprakash, Dr. S.S.Sharma Dental Home- An Indian Perspective. IOSR Journal of Dental and Medical Sciences (IOSR-JDMS) e-ISSN: 2279-0853, p-ISSN: 22790861. Volume 13, Issue 3 Ver. I. (Mar. 2014), PP 33-36 www.iosrjournals.org

- Krishna Patil, Rucha Davalbhakta, Buneet Kaur, Sujatha P, Smita Patil, Siddharth Shinde e Chetana Jagtap Capítulo de Perspetiva: Casa do Dentista - Um Conceito Negligenciado de Cuidados de Saúde Oral Primários DOI: http://dx.doi.org/10.5772/intechopen.105947

- Arthur J. Nowak, D.M.D., M.A,;Paul S. Casamassimo, D.D.S.;M.S The dental home ,a primary care oral health concept JADA, Vol. 133, January 2002

- K.L. Girish Babu, G.M.Doddamani- Casa Dentária: Odontologia centrada no paciente janeiro-junho de 2012, Vol. 2, No. 1 Jornal da Sociedade Internacional de Odontologia Preventiva e Comunitária

- R. Ramesh, S. Nandan, S. H. Krishnamoorthy, Allwin Antony, R. Geetha - Dental Home 29 de janeiro de 2022, IP: 182.19.35.89

- Introdução à série de guias de implementação da iniciativa da rede de segurança do domicílio médico

- Anjan Giriraju, Nagesh Lakshminarayan -Dental Home: Um conceito para um sorriso precoce e eterno Sch. J. Dent. Sci., Vol-4, Iss-3 (Mar, 2017), pp-121-124

- Joshua Levesque1,2, Suhird Ghotra1,2, Betty-Anne Mittermuller 1,2, Daniella DeMaré1,2, Victor H. K. Lee1,2, Vivianne Cruz de Jesus2,3, Olubukola O. Olatosi1,2,3, Hamideh Alai-Towfigh1 e Robert J. Schroth1,2,4,5Consciência e opiniões dos dentistas canadianos sobre a cárie na primeira infância e a sua prevenção e gestão

- Dental Home, Resumo de uma reunião de peritos do MCHB 18-19 de setembro de 2008 Washington, DC

- Saw Nay Min1 , Duangporn Duangthip2 , Sherry Shiqian Gao3 e Palinee Detsomboonrat Cárie precoce da infância e factores associados em crianças de 5 anos de idade de Myanmar.

- Mahendra Giri, Shailesh Kumar Pandit ,Hari Prasad Oli ,Sujata Giri Prevalência e factores associados à cárie dentária em crianças do ensino básico na cidade metropolitana de Katmandu, Nepal: A Cross-sectional Study.

- Jian Liu1, Shan Shan Zhang1, Shu Guo Zheng1, Tao Xu1, Yan Si Estado da saúde oral e modelo de cuidados de saúde oral na China.

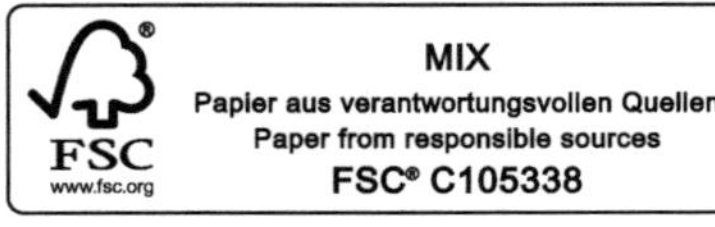

Printed by Books on Demand GmbH, Norderstedt / Germany